AF363974

Dr USCATU.

# De l'influence
## de
# L'Eau minérale
# de Caciulata

## sur l'organisme des animaux.

Contribution à l'étude de l'influence des solutions hypotoniques
sur la pression sanguine et le volume des reins.

Expériences exécutées dans la section de biologie expérimentale
de l'Institut pathologique de l'Université de Berlin

PARIS

PUBLICATIONS DE LA "GAZETTE DES EAUX"
66, Rue de Vaugirard, 66

1912

D<sup>r</sup> USCATU.


# De l'influence

## de

# L'Eau minérale

# de Caciulata

## sur l'organisme des animaux.

Contribution à l'étude de l'influence des solutions hypotoniques
sur la pression sanguine et le volume des reins.

———

Expériences exécutées dans la section de biologie expérimentale
de l'Institut pathologique de l'Université de Berlin

———


PARIS
PUBLICATIONS DE LA " GAZETTE DES EAUX "
66, Rue de Vaugirard, 66
—
1912

# De l'influence de l'eau minérale de Caciulata sur l'organisme des animaux.

## Contribution à l'étude de l'influence des solutions hypotoniques sur la pression sanguine et le volume des reins.

Expériences exécutées dans la section de biologie expérimentale de l'Institut pathologique de l'Université de Berlin.

Par le D<sup>r</sup> E. USCATU.

Dans une belle vallée des Carpathes roumains, dans le département Valcea, se trouve la station climatique et balnéaire Calimanesti avec sa source Caciulata. Cette source est renommée depuis beaucoup d'années pour son influence sur l'appareil urinaire et spécialement pour son efficacité sur la lithiase rénale et les calculs de la vessie.

J'ai cru qu'il serait intéressant de faire une série d'expériences avec l'eau de Caciulata, pour voir: 1° son influence sur la motilité de l'estomac; 2° son influence sur les reins.

La Direction de la Société Govara-Calimanesti, qui a pourvu du confort le plus moderne ces deux stations, a eu l'obligeance de m'envoyer à Berlin plusieurs bouteilles d'eau de Caciulata.

Cette eau appartient à la classe des eaux terreuses; c'est une solution très hypotonique dont le point de congélation $\Delta = -0,17°$ Cels.

Des recherches que j'ai faites avec M. le D<sup>r</sup> Fürstenberg dans la section d'électricité et de radiologie de l'Institut d'hydrothérapie de l'Université de Berlin, il résulte que l'eau des bouteilles de Caciulata n'est pas radio-active. Mais d'une monographie du Dr Coca, il résulte que l'eau de la source l'est faiblement, d'où l'on pourrait déduire que cette eau ne contient pas des sels de radium mais qu'elle est chargée seulement d'émanations qui se décomposent sous peu de temps.

## I. — Expériences pour la motilité stomacale

Ces expériences furent exécutés avec le collègue Dr Thomas R. Brown, de Baltimore, qui eut aussi l'obligeance de mettre à ma disposition un chien à fistule stomacale.

$1^{re}$ Expérience. — Nous introduisîmes par sonde stomacale, dans l'estomac vide du chien, 150 ccm. d'eau commune à la température de la chambre. Après 15 minutes, on retire par la fistule 59 ccm. de liquide, constitués par les restes de l'eau introduite, par du suc gastrique secrété, de la salive avalée et des transsudations de la paroi stomacale. L'acidité des 59 ccm. déterminée par titration par $\frac{n}{10}$ Na OH fut 0,29 cc. m. pour 1 cc. m. de liquide.

L'acidité stomacale du chien en expérience, titrée d'avance par $\frac{n}{10}$ Na OH était de 1,37 ccm. pour 1 ccm. ; en sorte qu'on put déduire par calcul que les 59 ccm. contenaient 12,5 ccm. de suc gastrique, et 46,5 ccm. d'eau commune avec les autres éléments notés plus haut.

Nous injectâmes ensuite, toujours par sonde stomacale dans l'estomac vide, 150 ccm. d'eau de Caciulata, à la température de la chambre. Après 15 minutes, nous retirâmes par la fistule le reste de 44 ccm. L'acidité de ce liquide en $\frac{n}{10}$ Na OH fut 0,37 ccm., d'où l'on déduit qu'il contient 11,8 ccm. de suc gastrique, la différence de 32,2 ccm. étant composée d'eau de Caciulata et des autres éléments énumérés plus haut.

2ᵉ EXPÉRIENCE. — Cette expérience fut exécutée de la même manière que la 1ʳᵉ avec la seule différence que nous commençâmes, cette fois, par injecter premièrement l'eau de Caciulata. De 150 ccm. de Caciulata, restèrent dans l'estomac, après 15 minutes, 22 ccm. D'après la manière indiquée plus haut, nous déterminâmes que ce reste contenait 4,8 ccm. de suc gastrique et 17,2 ccm. Caciulata, salive, transsudation stomacale, etc.

Des 150 ccm. d'eau commune, restèrent, après 15 minutes, 18 ccm., desquels 3,3 ccm. suc gastrique et 14,7 ccm. d'eau et autres éléments énumérés plus haut.

Toutes les autres expériences faites de la même manière ayant donné des résultats semblables, je crois pouvoir tirer la conclusion que l'estomac fait passer vers l'intestin, dans des laps de temps égaux, des quantités presque égales de Caciulata ou d'eau commune.

L'eau de Caciulata ne détermine pas une grande transsudation stomacale et quitte rapidement l'estomac, ce qui est d'importance pour la digestibilité d'une eau minérale.

A la source, l'eau de Caciulata est donnée aux malades à jeun, et ce n'est qu'après une demi-heure qu'on leur permet de prendre une tasse de lait ou de café au lait.

D'après les expériences exposées plus haut, cette manière d'administrer l'eau est rationnelle, à condition que les malades aient l'estomac normal ; pour les estomacs très dilatés, atoniques, ptosés, qui, même à jeun, ne sont pas encore vides, il faudrait trouver un autre mode d'administration.

## II. — Action de l'eau de Caciulata sur les reins.

Les expériences furent exécutées de la manière suivante : Le chien est narcotisé par une injection de morphine et d'atropine, la narcose étant entretenue pendant l'expérience par l'éther. On prépare la veine jugulaire qui est reliée par une canule à une burette graduée, contenant le liquide à infusion. Ce liquide, pour passer de la burette à la veine, traverse un long tube serpentin en verre, qui plonge dans de l'eau chaude, en sorte qu'il arrive dans la veine ayant la température du corps. On prépare l'artère fémorale dont le bout central est relié au tonomètre enregistreur de Gad-Cowl.

On prépare le rein gauche en épargnant entièrement la capsule et les vaisseaux et en évitant toute hémorragie. Le rein est introduit dans une capsule oncométrique qui est mise en communication avec une capsule de Marey.

Les courbes des pulsations et volumes du rein sont inscrites sur la même feuille que les pulsations de la fémorale. La courbe supérieure traduit les pulsations de la fémorale, l'inférieure les pulsations et changements de volume du rein.

Toutes les expériences furent exécutées avec la même technique. On introduisit toutes les fois des quantités égales de liquide (10 à 15 ccm.) dans la veine jugulaire. Aucune nouvelle injection n'était faite avant que l'action de l'injection précédente ne fut passée. Les infusions furent faites, chaque fois, en quelques secondes.

L'infusion de solution physiologique de Na Cl (9 °/₀₀) détermina toujours une hausse de la pression artérielle dans la fémorale et dans le rein, avec la même durée et amplitude.

A chaque infusion de Caciulata correspondait toujours une baisse dans la pression de la fémorale et en même temps une chute de la pression et du volume du rein de beaucoup plus prononcée et plus durable que celle de la fémorale, comme le montrent les *figures 1* et *2*.

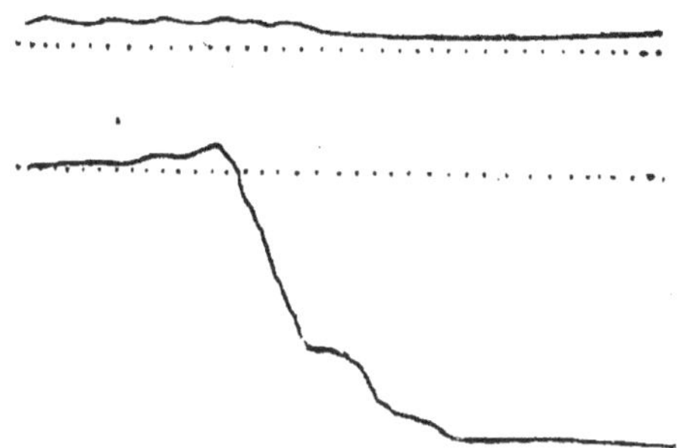

Fig. 1. — Infusion d'eau de Caciulata dans la veine.

Lignes pointillées : *abscises*. Ligne pleine supérieure : *tracé de la pression dans la fémorale*. Ligne pleine inférieure : *tracé des variations de volume du rein*.

Après avoir observé cette très grande chute de la pression rénale, suivant chaque nouvelle infusion de Caciulata, il nous parut intéressant de savoir si cette chute n'était pas due à l'hypotonicité de la solution, vu qu'avec la so-

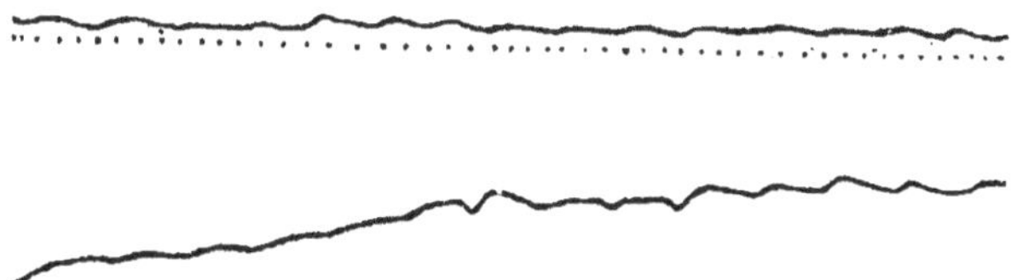

Fig. 2. — Infusion d'eau de Caciulata dans la veine.

lution isotonique de Na Cl nous ne l'avions pas. A cet effet, nous déterminâmes le point de congélation de la Caciulata et, par calcul, nous fîmes une solution de Na Cl 0,28 % isotonique à la Caciulata.

Les transfusions faites avec cette solution détermi-

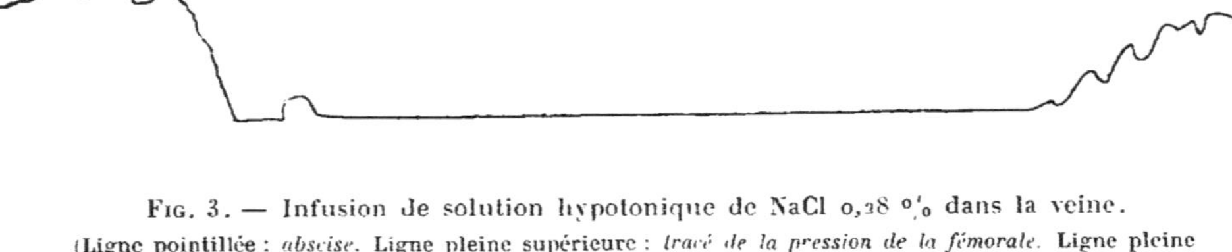

Fig. 3. — Infusion de solution hypotonique de NaCl 0,28 % dans la veine.

(Ligne pointillée : *abscise*. Ligne pleine supérieure : *tracé de la pression de la fémorale*. Ligne pleine inférieure : *volumes du rein*.

nèrent toujours la même chute de la pression et du volume du rein, comme cela se voit sur la *courbe fig. 3.*

Les changements de pression et de volume dans les reins étant, de toute évidence, dus à l'infusion d'une solution hypotonique, il nous parut intéressant de rechercher si l'eau de Caciulata, introduite dans l'estomac, avait la même influence élective sur le rein. A cet effet, nous introduisîmes par la sonde, dans l'estomac vide du chien, 100 ccm. de Caciulata. Après quelque temps, on put observer une chute dans la courbe qui représentait la pression et le volume du rein, chute que l'on n'observe pas sur le tracé de l'artère fémorale, ce que l'on peut voir sur les *figures 4* et *5.*

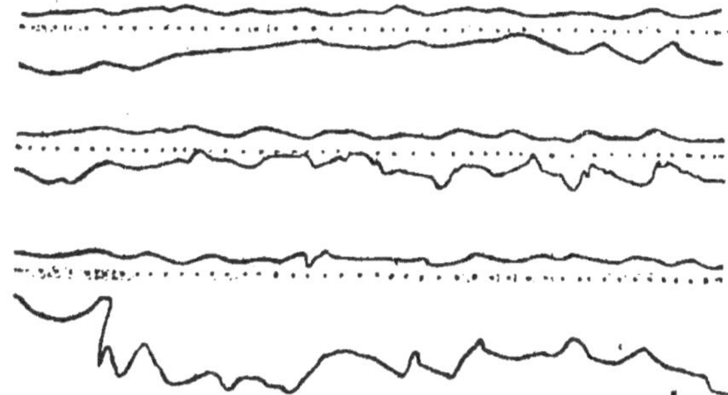

Fig. 4. — Tracé de la pression dans la fémorale et volumes du rein, après 100 c. c. de Caciulata dans l'estomac.

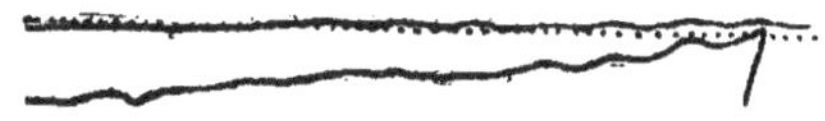

Fig. 5. — Eau de Caciulata dans l'estomac.

## Conclusion

De toutes ces expériences, résultent les très intéressants faits suivants :

*1° Les solutions hypotoniques ont une action élective sur le rein en amenant la chute de la pression artérielle et la dimi-*

*nution de volume de cet organe. Cette action, qui dure quel-*
*ques secondes, est suivie d'une hausse modérée mais qui dure*
*un peu plus longtemps que celle déterminée par la solution*
*physiologique de Na Cl (9 °/ₒₒ).*

*2° Ces solutions hypotoniques introduites par la bouche exer-*
*cent à peu près la même influence élective sur le rein ; ceci*
*montrerait le fait insolite qu'une solution minérale hypotonique*
*absorbée par l'intestin pourrait arriver aux reins sans avoir*
*été isotonisée.*

Il serait indiqué de poursuivre ces expériences avec
d'autres solutions hypotoniques, par exemple : de
magnésie sulfurique, bicarbonate de soude et autres
— et même avec de l'eau commune, qui est aussi
une solution hypotonique. Ces questions feront
l'objet d'une nouvelle série d'expériences, qui pour-
raient mener à d'intéressantes considérations sur l'influence de quelques cures d'eau minérale.

En ce qui concerne l'eau de Caciulata, il est à rete-
nir que, chez des patients âgés et surtout chez des
artério-sclérotiques, on ne doit l'administrer qu'avec
beaucoup de prudence, une hausse assez persistante
suivant de près la chute de la pression artérielle.

Note additionnelle. — Au moment où cet article était à
l'impression, j'ai reçu le travail du docteur Coca " *L'Eau
de Caciulata dans la lithiase rénale urique* ", que j'avais
demandé au Dr Boresco, directeur de la Société Govara
Calimanesti.

J'avais lu ce travail et je me rappelais qu'il existait des
différences fondamentales entre nos tracés sphygmographi-
ques.

Mon collègue obtient toujours chez le chien en expérience
une si grande hausse de la pression rénale, que le stylet
inscripteur sort du champ fumé.

L'explication de ce phénomène réside dans le fait que mon
collègue s'est trop départi des conditions physiologiques : la

quantité totale du sang d'un chien de 10 à 20 kilogs ne peut être que d'un à deux kilogrammes.

En injectant dans la veine du chien 2, 3 ou 400 grammes de Caciulata, en deux reprises, la quantité injectée est de beaucoup trop grande par rapport à la masse sanguine totale, et le résultat ne peut être qu'une hausse énorme et durable de la pression.

Si mon collègue avait fait des injections comparatives de solution physiologique de NaCl, il aurait obtenu de plus grandes pressions encore, et c'est à regretter qu'il ne les ait pas faites, car alors le phénomène n'aurait pas été mis sur le compte du Caciulata.

Je n'ai injecté que 10 à 15 grammes, et des injections des mêmes quantités de NaCl, 9 °/₀₀ et de NaCl. 2,8 °/₀₀ m'ont permis de constater l'intéressant phénomène de l'action élective des solutions hypotoniques sur les reins.

Du reste, ainsi que je l'ai observé, et comme je viens de le dire, la hausse de la pression et du volume rénal qui succède à la chute est assez durable.

Issoudun. — Imp. H. GAIGNAULT, 15, rue Victor-Hugo.